ÉTUDES STATISTIQUES

DE

GÉOGRAPHIE PATHOLOGIQUE.

EXTRAIT

DES

ANNALES D'HYGIÈNE PUBLIQUE ET DE MÉDECINE LÉGALE,

2e SÉRIE, 1862, T. XIX.

Journal rédigé par : MM. Adelon, Andral, Boudin, Brierre de Boismont, Chevallier, Devergie, Fonssagrives, Gaultier de Claubry, Guérard, Michel Lévy, Mêlier, P. de Pietra-Santa, Ambr. Tardieu, Trébuchet, Vernois, Villermé. Avec une *Revue des travaux français et étrangers*, par M. le docteur Beaugrand.

Publié depuis 1829, tous les trois mois, par cahier de 250 pages avec planches.

PRIX DE L'ABONNEMENT ANNUEL :

Pour Paris : 18 fr. — Pour les départements (*franco*) : 20 fr.

On s'abonne à Paris, chez J.-B. BAILLIÈRE et FILS, 19, rue Hautefeuille

---

Paris, — Imprimerie de L. MARTINET, rue Mignon, 2.

ÉTUDES STATISTIQUES

DE

GÉOGRAPHIE PATHOLOGIQUE

RECHERCHES ET CONCLUSIONS STATISTIQUES

SUR LA MORTALITÉ COMPARÉE PAR PHTHISIE PULMONAIRE
DANS LE CANTON DE GENÈVE,
EN ANGLETERRE, EN BELGIQUE ET DANS QUELQUES VILLES DE FRANCE,

ET SUR LA MORTALITÉ PHTHISIQUE

DES ARMÉES DE TERRE ET DES MARINS

PAR

le docteur BERTILLON,

lauréat de l'Institut et de l'Académie de médecine,
membre correspondant de la Commission centrale de la statistique belge
auprès du ministère de l'intérieur,
ex-médecin de l'hôpital de Montmorency, membre de la Société d'anthropologie,
de la Société de statistique de Paris, etc., etc.

PARIS

J.-B. BAILLIÈRE ET FILS,

LIBRAIRES DE L'ACADÉMIE IMPÉRIALE DE MÉDECINE,

Rue Hautefeuille, 19.

LONDRES,
Hipp. BAILLIERE, 219, Regent street.

NEW-YORK,
BAILLIÈRE brothers, 440, Broadway.

MADRID, C. BAILLY-BAILLIÈRE, PLAZA DEL PRINCIPE ALFONZO, 16.

1862

ÉTUDES STATISTIQUES

DE

GÉOGRAPHIE PATHOLOGIQUE.

I. — LA STATISTIQUE ; SA MÉTHODE.

1. *La statistique dans les sciences médicales.* — La méthode statistique, longtemps méconnue de ceux qui cultivaient les sciences physiologiques et médicales, est, depuis quelque temps, un moyen d'investigation, d'analyse et de démonstration, de plus en plus employé. C'est qu'après de longs et infructueux efforts pour dégager *individuellement* les influences morbides, on a dû s'avouer enfin qu'un grand nombre de ces influences ne peuvent être mesurées, isolées, souvent même ne peuvent être soupçonnées que par la puissante méthode des nombres accumulés.

Ainsi, nous avons attiré l'attention, il y a quelques années, sur un phénomène singulier qui, révélé par la statistique, avait tout à fait échappé aux cliniciens. En effet, les ouvrages spéciaux sur la physiologie ou sur la pathologie de l'enfance ne font présumer aucune différence essentielle dans la vitalité de chaque sexe. L'influence sexuelle est considérée comme presque nulle dans la première année de la vie. La physiologie classique, aussi bien que l'observation clinique (procédant par l'observation des faits isolés), concourait à cette même conclusion ; mais l'observation statistique la renverse. Elle nous montre que, dès la première année de la vie, quelle que soit la mortalité de l'enfance, qu'elle s'élève à 0,35 (35 décès annuels de 0 à 1 an pour une population de 100 enfants du même âge) comme au siècle passé (Moheau), ou qu'elle s'abaisse à 0,18 (18 $d_{0..1}$ annuels sur 100 $V_{0..1}$) comme au nôtre, la mortalité des petits garçons dépasse constamment celle des petites filles, dans une proportion considérable et toujours voisine de 5:4; c'est-à-dire que, sur un même nombre de jeunes enfants de chaque sexe de 0 à 1 an, quand il succombe 4 petites filles, il meurt 5 garçons.

Puisque la statistique peut mettre en lumière des influences qui, bien qu'aussi manifestes, n'avaient pu être soupçonnées ni par nos théories ni par nos observations cliniques, nul doute qu'il n'y ait un grand intérêt à faire pénétrer cette méthode de recherche plus avant dans les études physiologiques et pathologiques.

Cependant il faut avouer que, si l'investigation statistique est devenue indispensable à la médecine et à l'hygiène, elle constitue pourtant une arme dangereuse, qui a blessé et blessera souvent ceux qui s'en serviront sans préparation spéciale, sans connaître les règles et les méthodes qui lui sont propres.

Les documents qui, dès aujourd'hui, permettent de premiers essais, ne sont pas très communs, mais surtout ils sont extrêmement imparfaits. De là de nombreux faux pas, des résultats contradictoires, qui jettent partout l'indécision, et qui déconsidèrent cette nouvelle méthode de recherche.

Mais dès qu'une grande sévérité de critique et de méthode présidera aux investigations statistiques, la netteté, la précision, la délicatesse, et souvent l'inattendu des résultats et leur certitude, deviendront si frappants, si notoires, que personne n'hésitera plus à demander à cette méthode la solution de nombreux problèmes, dont dépendent particulièrement les progrès de l'hygiène publique et privée. Alors l'administration, vivement sollicitée par l'opinion publique, s'occupera enfin d'organiser sérieusement les nombreuses enquêtes réclamées par la science.

C'est dans l'espérance de hâter ce mouvement que nous nous sommes depuis longtemps engagé dans cette voie, et que nous présentons aujourd'hui le travail suivant.

2. *Examen critique des documents.* — Il y a deux temps bien distincts dans ce que l'on désigne généralement par statistique :

1° L'enquête ou le relevé des matériaux;

2° L'emploi, la mise en œuvre de ces matériaux.

Le premier temps, celui de l'enquête, n'est point le plus souvent soumis aux désirs, aux besoins particuliers de celui qui cherche à interpréter les documents; et, s'il y a là un inconvénient, il y a aussi un gage d'impartialité : car on peut poser en principe qu'un relevé qui est fait avec le désir préalable d'arriver à tel ou tel résultat, ne sera pas bien comparable, quelle que soit la probité scientifique de son auteur, avec d'autres relevés exécutés par des agents indifférents. Et comme la plupart du temps on se propose de comparer entre elles des enquêtes d'origines différentes, il est indispensable de faire connaître les auteurs, les procédés, les mécanismes de ces relevés. Il faut soumettre à la critique les moyens de l'enquête, dire ce qui garantit, ce qui affaiblit, ce qui infirme la qualité des documents recueillis.

Les enquêtes officielles omettent beaucoup trop ces détails, mais l'on comprend qu'ils sont plus indispensables encore dans les relevés qui sont dus au zèle particulier.

Quand on a apprécié de part et d'autre, non-seulement l'origine des documents, mais encore les mécanismes des enquêtes; quand on a pesé leur degré de similitude, et par suite le degré de comparaison qu'elles comportent, on peut alors rapprocher et comparer les documents eux-mêmes.

Sans cette critique préalable, les conclusions que l'on prétend tirer sont sans solidité; elles n'emportent pas avec elles cette conviction obligée qui résulte de la solution d'un problème d'arithmétique, dont les données sont parfaitement et nettement déterminées.

Par exemple, c'est pour avoir omis de passer d'abord les documents au crible de la critique, que les résultats de la statistique sur la mortalité comparée qui frappe les hôpitaux de Londres et de Paris (résultats qui ont été produits et discutés à l'Académie de médecine), ont prêté le flanc découvert à des objections faciles, quoique souvent dépourvues elles-mêmes de science critique.

II. — LA STATISTIQUE DES CAUSES DE DÉCÈS.

3. *Obligation de restreindre le sujet; choix des documents.* — Nous nous étions d'abord proposé d'étudier comparativement les causes de décès suivant les âges, les sexes, les localités. L'Angleterre, la république de Genève, la Belgique, la France (1), semblaient de prime abord nous offrir les élé-

(1) Nous allons donner ici une fois pour toutes les sources où nous avons puisé tous les éléments de notre travail principal :

1° *Annual report of the registrar general* pour la période 1848-54, du 11e au 17e report; voyez aussi le 18e report renfermant un bon résumé : *Census of Great-Britain popul.*, 1851, 2 vol., in-f°, 1854.

2° *Essai de statistique mortuaire comparée*, de Marc d'Espine, 1 vol. in-8°. Genève, 1858.

3° *Documents statistiques du ministère de l'intérieur*. Bruxelles, in-f°, vol. I au vol. V, 1857-61.

4° *Statistique de France*, 2e série, t. IV, 1re partie ; Population, an. 1854, in-folio.

Nous devons prévenir que la comparaison des décès spéciaux aux décès généraux (dont la cause a été déterminée) suivant les âges, les sexes et l'habitat, etc., n'eût pas été possible pour la Belgique d'après les seuls documents officiels publiés ; il manquait pour cela un dernier tableau faisant connaître (ou permettant de calculer) *l'ensemble* des décès belges dont la cause est déterminée, avec les divisions selon les sexes, âges, habitat et provinces. Nous devons à l'extrême obligeance de M. X. Heuschling, secrétaire de l'illustre commission centrale de statistique belge, et, comme chef de division au ministère de l'intérieur, chargé de la publi-

blème d'arithmétique, dont les données sont parfaitement et nettement déterminées.

Par exemple, c'est pour avoir omis de passer d'abord les documents au crible de la critique, que les résultats de la statistique sur la mortalité comparée qui frappe les hôpitaux de Londres et de Paris (résultats qui ont été produits et discutés à l'Académie de médecine), ont prêté le flanc découvert à des objections faciles, quoique souvent dépourvues elles-mêmes de science critique.

II. — LA STATISTIQUE DES CAUSES DE DÉCÈS.

3. *Obligation de restreindre le sujet; choix des documents.* — Nous nous étions d'abord proposé d'étudier comparativement les causes de décès suivant les âges, les sexes, les localités. L'Angleterre, la république de Genève, la Belgique, la France (1), semblaient de prime abord nous offrir les élé-

(1) Nous allons donner ici une fois pour toutes les sources où nous avons puisé tous les éléments de notre travail principal:

1° *Annual report of the registrar general* pour la période 1848-54, du 11e au 17e report; voyez aussi le 18e report renfermant un bon résumé: *Census of Great-Britain popul.*, 1851, 2 vol., in-f°, 1854.

2° *Essai de statistique mortuaire comparée*, de Marc d'Espine, 1 vol. in-8°. Genève, 1858.

3° *Documents statistiques du ministère de l'intérieur*. Bruxelles, in-f°, vol. I au vol. V, 1857-61.

4° *Statistique de France*, 2e série, t. IV, 1re partie; Population, an. 1854, in-folio.

Nous devons prévenir que la comparaison des décès spéciaux aux décès généraux (dont la cause a été déterminée) suivant les âges, les sexes et l'habitat, etc., n'eût pas été possible pour la Belgique d'après les seuls documents officiels publiés; il manquait pour cela un dernier tableau faisant connaître (ou permettant de calculer) *l'ensemble* des décès belges dont la cause est déterminée, avec les divisions selon les sexes, âges, habitat et provinces. Nous devons à l'extrême obligeance de M. X. Heuschling, secrétaire de l'illustre commission centrale de statistique belge, et, comme chef de division au ministère de l'intérieur, chargé de la publi-

pas, on le devinerait facilement à la bonne disposition des résultats. Ceux de France, au contraire, sont recueillis en dépit des recommandations les plus expresses des médecins statisticiens, et de tous les corps savants consultés officiellement sur ce sujet. En effet, le dépouillement des bulletins-causes de décès, au lieu d'être exécuté en un seul bureau et avec l'uniformité qui en résulterait, est éparpillé en chaque commune ; au lieu d'être faite sous la surveillance et avec le concours de médecins spéciaux, cette partie fondamentale et très difficile de la statistique des causes de décès est confiée, comme supplément de besogne, aux secrétaires de chaque mairie. Ce sont ces employés, tout à fait étrangers aux sciences médicales, qui sont chargés de résoudre les problèmes médicaux variés que soulève tout dépouillement de bulletin ! *Chacun* d'eux apprécie et résout comme il l'entend la synonymie médicale (la plus ardue qui existe); chacun juge selon son sens la qualité d'un bulletin, — s'il y a contradiction entre le sexe, l'âge, la durée et l'espèce pathologique, et si, en conséquence, le bulletin doit être dépouillé ou annulé comme évidemment entaché d'erreur (1).

Voilà les dépouillements partiels dont l'origine garantit l'hétérogénéité et la mauvaise qualité. Les médecins n'admettront pas sans bonne preuve que la somme de pareils documents puisse effacer leur vice originel.

(1) M. Legoyt qui a organisé cet essai d'enquête sur la cause des décès, objecte qu'il a envoyé une liste, sorte de nomenclature de causes de décès, en recommandant aux médecins de s'astreindre à cette nomenclature ; mais nous savons tous ce que deviennent de telles circulaires, faites d'ailleurs sans aucune autorité : à peine les lit-on et on les jette au panier. Espère-t-on ainsi changer ce qui se change le moins, la langue dont chaque médecin a pris l'usage en sa jeunesse et suivant le temps et le lieu de ses études ? L'Académie de médecine et la Faculté n'y réussiraien point; que peut faire une circulaire administrative adressée à des citoyens qui ne dépendent point de l'administration ?

D'un autre côté, ces documents seraient moins mauvais qu'ils seraient encore d'un bien faible enseignement, puisque l'on ne peut les rapporter à un chiffre connu de *vivants*, ce qui (nous le montrerons dans un instant) constitue le rapport indispensable et le seul vraiment significatif pour les études et les conclusions afférentes à l'hygiène et à la salubrité.

Nous n'avons pas voulu cependant être soupçonné d'avoir rejeté les documents français sur de simples prévisions, mais nous les avons soumis à plusieurs épreuves, de la nature de la suivante, qui ne nous ont point permis de douter qu'ils ne fussent aussi mauvais qu'on le pouvait craindre.

Je ne citerai, comme exemple de cet examen, qu'une seule épreuve (il serait facile de les multiplier), dont le résultat accentué ne laissera pas d'incertitude.

Soit qu'on prenne ensemble ou isolément toutes les localités dont les causes de décès nous sont connues, le canton de Genève, la Belgique, l'Angleterre, les États-Unis (Massachussetts) (1), on trouve que le rapport des décès par affections typhiques est à ceux par phthisie environ comme 1 : 3, et que, quelles que soient les oscillations de ces rapports, quelques coupures que l'on fasse subir aux documents, il ne dépasse pas 1 : 2.

Ainsi, puisque le rapport entre les phthisiques et les typhiques, qui se rencontre chez nos plus proches voisins, j'allais dire chez nos compatriotes, les Genèvois et les Belges, se poursuit chez ceux dont des différences de race, de climat et de mœurs nous séparent, il est extrêmement probable que ce même rapport se retrouvera chez nous.

En effet, si j'interroge sur ce point les statistiques mortuaires des deux seules villes dont, à ma connaissance, des hommes spéciaux aient dépouillé et publié des bulletins

(1) *Bull. de la Société d'anthropologie*, mars 1862 : phthisie 22 d. et typhus 6,6 d. sur 100 D.

mortuaires, Paris (1) et Bordeaux (2), je trouve environ trois fois plus de phthisiques que de typhiques. Mais si je consulte sur le même point la *Statistique de France*, je trouve, selon ce document, presque autant d'hommes décédés par typhus que par phthisie (8 : 9). On avouera qu'en présence du vice originel de l'enquête, une telle anomalie ne saurait être attribuée à une autre source qu'à ce vice lui-même.

Il est donc évident que le congrès international de statistique à Paris et à Vienne, que l'Académie impériale de médecine (3), que le Comité consultatif d'hygiène publique de France, que tous les médecins statisticiens qui se sont occupés de la question, et notamment Marc-d'Espine, ne se sont pas trompés quand ils ont posé comme élément primordial du succès, que les dépouillements des bulletins mortuaires doivent être faits sous la surveillance et avec le concours des médecins. Je crains donc que l'administration, en passant outre par des motifs d'économie, n'ait malheureusement abouti qu'à une dépense inutile par la publication d'un document dépourvu de valeur, et pouvant même tromper sin-

(1) *Ann. d'hygiène*, t. XLV à L, art. de M. Trebuchet. Cependant l'enquête des causes de décès doit, à Paris, être considérée comme bien médiocre, puisque le médecin traitant n'entre pour rien dans la rédaction du bulletin de décès. Mais cette grave imperfection se fait moins sentir sur des maladies aussi caractérisées que la phthisie et le typhus.

(2) *Statistique mortuaire de la ville de Bordeaux*, par le docteur Marmisse, 1861. L'auteur ne nous donnant pas de détails sur les moyens de l'enquête, nous ne savons rien de la qualité des résultats ; mais à les juger par eux-mêmes, ils semblent assez exacts.

(3) Voyez le rapport et l'excellent travail du savant rapporteur auprès de l'Académie de médecine, M. Guérard, sur la statistique nosologique, *Ann. d'hygiène*, 2e série, année 1858. Voyez aussi : 1° *Gazette hebdomadaire*, n° 39, 40, 43, 44, 48, an 1855, et n° 2, 1856 ; *Comptes rendus de la partie médicale du congrès international de statistique de Paris*, par le docteur Bertillon ; 2° *Union médicale ;* nos articles sur la *Statistique des causes de décès*, n° 133, 134, 135, novembre 1856 ; n° 18, 21, 123, 132, 141, an 1857 ; n° 59 et 63, an 1859 ; enfin n° 155, an 1861.

gulièrement les jeunes travailleurs, qui supposent volontiers exact ce qui est officiel.

Quelque intérêt et quelque avantage que l'on ait à étudier son propre pays, nous sommes donc dans la fâcheuse nécessité d'en rejeter les documents jusqu'à correction.

L'examen particulier auquel nous avons soumis les autres relevés, et qu'il serait peut-être fastidieux de rapporter ici, nous porte, au contraire, à les accepter comme assez comparables, surtout au point de vue d'une affection aussi caractérisée que la phthisie pulmonaire.

III. — ÉTUDES STATISTIQUES SUR LA PHTHISIE PULMONAIRE. — *Méthode. Fréquence et mortalité suivant les lieux, les âges et les sexes.*

5. *Mise en œuvre des documents; nécessité des périodes.* — Quand il s'agit d'étudier des phénomènes qui, comme ceux de la maladie et de la mort, sont plus ou moins accessoirement liés aux influences sociales et climatériques de chaque année, il est indispensable, pour dégager ce qui est constant et tient à l'essence même du sujet humain, de ce qui est variable et tient aux variations *annuelles* du milieu (météorologie, faits sociaux, etc.), de réunir sans triage des périodes d'un certain nombre d'années successives. On sera averti que les périodes considérées sont assez étendues, si, prenant la moitié, les deux tiers et même le tiers de cette période, les rapports étudiés restent les mêmes entre eux et avec la période entière (1).

(1) On peut admettre généralement en statistique que toutes les fois que les faits enregistrés ne peuvent supporter ces coupures par moitié, par tiers, et même par quart, sans que les rapports étudiés en soient notablement altérés, les relevés sont en nombres trop petits pour décider et surtout pour *mesurer* les rapports que l'on s'est proposé de découvrir. Cette méthode très pratique pour reconnaître si les nombres sont assez

6. *Rapports étudiés ; signes statistiques.* — Ces précautions étant prises, nous avons dressé des tables qui donnent les nombres moyens annuels de décédés par phthisie (soit δ ce nombre), distribués selon les âges (soit $\delta_{20..30}$ les décès phthisiques de 20 à 30 ans, etc.), selon les sexes (δ' phthisiques hommes, δ'' — femmes), et selon les trois pays, les seuls malheureusement qui nous permettent les détails nécessaires pour ce travail ; puis nous avons comparé ces nombres absolus :

1° Avec la population vivante (V) qui fournit annuellement les décès phthisiques : le résultat de cette comparaison constitue la *mortalité* par phthisie ; elle donne lieu, suivant les groupes, aux rapports $\frac{\delta}{V}$, mortalité générale ; $\frac{\delta'}{V'}$, $\frac{\delta''}{V''}$, mortalité selon les sexes ; $\frac{\delta_{20..30}}{V_{20..30}}$, etc., mortalité selon les âges, de 20 à 30 ans, etc. ;

2° Avec les décès (D) dus à toutes les causes de mort réunies. On détermine ainsi la *fréquence* relative d'une cause de mort (la phthisie) par rapport à toutes les autres ; de là les rapports $\frac{\delta}{D}$, $\frac{\delta'}{D'}$, $\frac{\delta''}{D''}$, $\frac{\delta_{20..30}}{D_{20..30}}$.

7. *Mortalité générale, et selon les sexes, par phthisie pulmonaire.* — Le tableau suivant va d'abord nous montrer, pour chaque pays, la *mortalité* annuelle de la phthisie sans distinction d'âge.

grands, est moins savante, moins précise que les formules données par M. Gavarret, mais elle est infiniment plus accessible et presque aussi sûre.

PREMIER TABLEAU. — *Mortalité (annuelle) par phthisie pulmonaire.*

LOCALITÉS OBSERVÉES.	$\frac{\delta}{V} \times 10\,000$ (1) ou, sur *dix mille habitants* de chaque groupe, combien il en meurt annuellement par la phthisie?				
	Hom.	Fem.	Les deux sexes.	PÉRIODES observées (2).	SOURCES des documents (3).
1. Limbourg (belge). . .	*x*	*x*	49	1856-59	*Documents statistiques belges.*
2. Flandre orient. (belge)	*x*	*x*	46	Id.	*Documents statistiques belges.*
3. Ville de Paris.	38	43	41	1845-51	Trébuchet, *Annal. d'hy.*, t. XLVI à L.
4. . . . . . Belgique villes. . .	. . . .	. . . .	41	. . . . .	*Doc. statis. belges*, minist. de l'intér.
5. Belgique entière. . .	. . . .	. . . .	37	1856-59	*Doc. statis. belges*, minist. de l'intér.
6. . . . . . Belgique campagne. .	. . . .	. . . .	36	. . . . .	*Doc. statis. belges*, minist. de l'intér.
7. Ville de Bordeaux. . .	. . . .	. . . .	33	1858-60	Docteur Marmisse.
8. Ville de Londres. . . .	. . . .	. . . .	29	1848-54	Registrar general et Census.
9. Angleterre.	28	30	29	1848-54	Reg. gen. et Cens.
10. Canton de Genève. . .	27	23	25	1838-47 et 1853-55	Marc d'Espine.
11. Namur (prov. belge). .	. . . .	. . . .	25	1856-59	*Doc. stat. belges.*
12. Luxembourg (pr. bel.)	. . . .	. . . .	25	1856-59	*Doc. stat. belges.*

(1) Si nous eussions donné le rapport $\frac{\delta}{V}$, le chiffre aurait exprimé le danger annuel, ou la chance de mourir phthisique dans l'année pour UN individu de chaque groupe. Ainsi 0,0025 eût exprimé le danger *annuel* de mourir phthisique dans le canton de Genève, etc. Ce rapport 0,0025 devient ainsi un véritable coefficient de la mortalité phthisique comparable aux coefficients de dilatation, de... etc., d'un si fréquent et commode usage en physique; il suffit en effet de multiplier ce coefficient 0,0025 par un groupe de vivants auquel il s'applique pour connaître le nombre *moyen* annuel de phthisiques de cette population; il eût donc été plus scientifique de laisser à ces coefficients leur forme fractionnaire, mais, craignant de n'être pas compris, nous nous sommes conformé à l'usage en multipliant ce rapport par 10 000 afin de faire disparaître toutes valeurs plus petites que l'unité.

(2) Suivant l'usage le plus généralement adopté par les statisticiens, les deux termes extrêmes sont compris, de sorte que 1856-59 constitue une période de quatre ans, 1845-51 une période de sept ans, etc.

(3) Voyez la note p. 105 pour plus amples détails bibliographiques.

Ainsi, sur une population de 10 000 habitants, il y a *chaque année* 25 à 49 décès par le fait de la phthisie pulmonaire. Nulle autre maladie ne sévit avec cette intensité. Il importe de remarquer que les différences considérables du danger annuel de mourir phthisique se rencontrent souvent pour le même pays, pour des localités voisines, et si marquées qu'elles vont de 1 à 2. Nous chercherons plus tard à tirer une conclusion de ces singulières différences, que les tableaux suivants confirmeront.

8. *Fréquence relative des décès entre eux.* — Abordons maintenant un des rapports le plus souvent employés par les statistiques médicales, le rapport $\frac{\delta}{D}$ des décès phthisiques aux décès généraux. Par une erreur très préjudiciable, ce rapport est souvent regardé comme un indice, comme une mesure de la mortalité. Telle n'est point sa signification. Nous prouverons avec la dernière rigueur qu'il ne détermine pas du tout la *mortalité*, mais il exprime la fréquence des décès phthisiques, par rapport à toutes les autres causes de mort réunies (par rapport aux décès généraux). Il peut encore indiquer le danger que chacun court que son décès soit dû à la phthisie ; mais, tandis que le rapport $\frac{\delta}{V}$ donne le danger *annuel*, le rapport $\frac{\delta}{D}$ exprime une probabilité finale, sans avoir égard au temps pendant lequel elle s'exerce. La confusion de ces deux notions a entraîné chez les auteurs de regrettables et nombreuses erreurs que nous aurons à rectifier.

Ainsi, sur 1000 décès généraux dont la cause a été déterminée (1), il y en a, suivant les localités, 115 à 214 dus à la

(1) Dans tous nos rapports, nous n'avons tenu compte que des décès dont *la cause est déterminée*, comme l'a fait la statistique belge. Marc d'Espine avait cru pouvoir procéder autrement et prendre pour dénominateur tous les décès. Comme les décès non déterminés sont en très petit nombre, à Genève ainsi qu'en Angleterre, on pouvait sans inconvénient, et même avec quelques avantages, adopter cette manière ; il n'en était plus de même pour la Belgique où les indéterminés sont nombreux et s'appliquent, non à des cas isolés et difficiles, mais à des villes entières; nous avons donc dû calculer tous nos rapports sur les seuls décès dont la cause a été déterminée.

phthisie, environ 1/8e à 1/5e. Ainsi, bien que l'on puisse nommer au moins une centaine de maladies causes de mort, en voici une qui, à elle seule, détermine presque toujours plus du huitième des décès. La fièvre typhoïde, dont j'ai parlé plus haut, ne cause guère que 40 à 80 décès sur 1000.

DEUXIÈME TABLEAU. — *Fréquence des décès phthisiques relativement aux décès généraux.*

LOCALITÉS OBSERVÉES.	$\frac{\delta}{D} \times 1\,000$ (1). ou, sur *mille décès généraux* en chaque contrée, combien de décès par phthisie pulmonaire ?			
	Hom.	Fem.	Les deux sexes.	OBSERVATIONS.
1. Limbourg	.....	.....	214	Mêmes périodes et mêmes documents que pour le premier tableau, p. 112.
2. Flandre orientale	.....	.....	196	
3. Belgique, campagnes	150	183	167	
4. Belgique, ensemble	148	180	164	
5. Belgique, villes	145	169	157	
6. Bordeaux	.....	.....	140	
7. Namur	.....	.....	135	
8. Paris	123	139	131	
9. Luxembourg	.....	.....	129	
10. Angleterre	117	135	126	
11. Genève	130	120	124	
12. Londres	121	107	115	

(1) Pour les raisons dites dans la note du premier tableau, nous avons multiplié par 1000 le rapport $\frac{\delta}{D}$. Ce rapport indicateur de la fréquence *relative* aux décédés exprime aussi la probabilité de mourir phthisique dans un *temps quelconque*, ou encore la probabilité qu'UN décès soit dû à la phthisie. Il peut aussi être considéré comme le coefficient de la *fréquence* de cette cause de mort relativement aux autres ; et en multipliant par ce rapport un nombre quelconque de décès généraux auquel il convient, on a le nombre de décès phthisiques compris dans ces décès généraux.

9. *Un écueil de la statistique mortuaire; discussions.* — On sera peut-être étonné de voir que c'est à Londres que la *fréquence relative* des décès phthisiques est la moindre, quand il est de notoriété que la phthisie pulmonaire frappe cruellement les Anglais. Cette apparente contradiction s'expliquera; elle tient à plusieurs causes, mais notamment à ce que la

fréquence d'une cause de mort, telle qu'elle est mesurée par le rapport $\frac{\delta}{D}$, c'est-à-dire par la comparaison des phthisiques aux décès généraux, ne commande point la mesure de fréquence par rapport aux vivants. Cette cause de mort sera fréquente pour ceux-ci, si l'ensemble des autres causes est fréquent; — rare, si celles-ci sont rares. Le premier tableau et plus encore les suivants, montreront combien il s'en faut que la ville de Londres soit bien partagée.

La comparaison de la fréquence relative des décès phthisiques dans les villes et dans les campagnes belges, sera aussi sans doute un sujet de surprise, tant nous nous laissons facilement imposer par le rapport $\frac{\delta}{D}$. On voit, en effet, que sur 1000 décès généraux, on compte 167 phthisiques à la campagne et seulement 157 dans les villes! Voilà certainement un résultat inattendu; il excitera, ou je me trompe fort, l'incrédulité de quelques-uns de mes confrères, et ils ne manqueront pas d'y voir un indice accusateur de la statistique belge. Combien n'ai-je pas vu d'argumentation antistatistique moins forte que celle-ci!

Peut-être, au contraire, s'en trouvera-t-il qui, plus touchés de ces chiffres que des appréciations résultant de la vue des faits isolés, inclineront à penser que la salubrité réputée de la campagne est un préjugé.

Pourtant l'une et l'autre conclusion seraient également fautives. Rien, dans les résultats que nous avons signalés (157 décès à la ville et 167 à la campagne sur 1000 décès généraux de part et d'autre), rien n'est de nature à faire suspecter la statistique ni la salubrité relative de la campagne. C'est la logique seule de ceux qui tenteraient ces conclusions qu'il faudrait accuser.

En effet, si nous consultons le premier tableau, dans lequel les décès poitrinaires sont rapprochés, non plus des décès généraux, mais des populations qui les fournissent, nous trouvons que la campagne belge fournit 36 décès annuels sur 10 000 vivants, tandis que les villes en ont 41. Ainsi ce rapport $\frac{\delta}{V}$, qui constitue le véritable danger annuel ou la *mortalité* par phthisie, confirme l'opinion générale (peut-être plus instinctive que scientifiquement démontrée, au moins en ce qui concerne la phthisie) sur la salubrité plus grande de la campagne ; et, quoique cette supériorité ne soit pas très marquée, elle existe pourtant (1).

D'un autre côté, il est facile de *démontrer* que le rapport des décès phthisiques aux décès généraux, $\frac{\delta}{D}$, ne préjuge pas la salubrité relative des deux milieux. Prenons, en effet, le canton de Genève, qui fournit 430 phthisiques de vingt à trente ans sur 1000 décès généraux aux mêmes âges (voyez le cinquième tableau ci-après), puis admettons que, par un effet des progrès de l'hygiène, de ceux de la médecine, soit aussi, si l'on veut, par la découverte d'un préservatif, d'une sorte de vaccin de la fièvre typhoïde par exemple, on soit parvenu peu à peu à amender extrêmement la plupart des affections qui déciment la jeune population de vingt à trente ans, mais que la seule phthisie ait résisté et qu'elle soit restée après ce

(1) L'expression de MORTALITÉ, soit générale, soit par une cause déterminée, etc., ne saurait jamais s'entendre que du rapport qui résulte de la comparaison des décès aux vivants qui les ont produits *dans l'unité de temps*. Le rapport $\frac{\delta}{D}$, qui ne renferme ni la notion du temps ni celle du nombre des vivants, ne peut donc jamais être pris comme mesure de la mortalité. Quand on le fait ainsi et que, pour apprécier la mortalité par une cause spéciale, on compare dans divers milieux les rapports $\frac{\delta}{D}$ on suppose implicitement, mais souvent aussi insciemment, que le temps et la population nécessaires, pour fournir D et δ, sont des valeurs égales de part et d'autre, et c'est là une hypothèse presque constamment fausse.

qu'elle était auparavant, c'est-à-dire que 10 000 jeunes gens de vingt à trente ans fournissent toujours, bon an mal an, 36 décès poitrinaires (voyez le cinquième tableau); dès lors les décès par toutes les autres causes vont aller en s'affaiblissant, de telle sorte que, à mesure que les progrès supposés se développeront, si l'on compare les décès généraux aux décès par phthisie, il y aura successivement 500... 600... 700... 800... 900 décès phthisiques sur 1000 décès généraux, puisque les adultes ne succombent plus guère à une autre maladie qu'à la phthisie; enfin, si l'on veut admettre que pour cet âge toutes les autres causes de mort sont victorieusement combattues, il en résultera qu'à cette époque de la vie on n'observera plus que des décès poitrinaires, et leur rapport avec les décès généraux sera de 1000 sur 1000. Cependant la mortalité générale par phthisie $\left[\frac{\delta_{20..30}}{V_{20..30}}\right]$ sera restée la même, soit 36 pour 10 000 vivants.

Il y a plus : on remarquera que dans l'hypothèse précédente il n'est pas même nécessaire que la mortalité par phthisie reste stationnaire; elle peut diminuer de son côté, et 36 devenir successivement 25, 20, etc. La seule condition pour que les rapports avec les décès généraux $\frac{\delta_{20..30}}{D_{20..30}}$ aillent successivement croissant et deviennent, par exemple, 500..., 600..., 700..., etc., sur 1000, c'est que la *mortalité* due aux autres causes de mort diminue *plus rapidement* que la mortalité par phthisie, de telle sorte que l'on pourra avoir, en comparant deux époques différentes, pour la première 430 phthisiques, pour la seconde 600 phthisiques sur 1000 décès généraux, et cependant le danger que les jeunes adultes ont de mourir poitrinaires, c'est-à-dire la mortalité par phthisie, pourra être devenue moindre, ce qui sera démontré par la comparaison des rapports $\frac{\delta_{20..30}}{V_{20..30}}$ à chacune des deux époques.

Mais ce raisonnement s'applique aussi bien à tous les âges qu'à l'âge de vingt à trente ans : donc le rapport $\frac{\delta}{D}$, des décès phthisiques aux décès généraux, mesure, il est vrai, le degré de *fréquence* d'une cause de mort *par rapport à toutes les autres*, mais il ne peut servir à mesurer la salubrité d'un milieu, son influence sur le développement de la phthisie; il peut même augmenter, tandis que cette influence diminue ! C'est ainsi que le deuxième tableau nous montre que la phthisie est une cause de mort plus fréquente dans la province de Namur (135) qu'à Paris (131), qu'à Londres (114) ; tandis que la *mortalité* par phthisie (premier tableau) est au contraire plus forte à Paris (41) et à Londres (29), que dans la province de Namur (25).

IV. — DE L'IMPORTANCE ET DE L'UTILITÉ, AU POINT DE VUE DE LA MÉTHODE ET DE LA CRITIQUE, DE CONNAITRE LES AGES DES DÉCÉDÉS POUR CHAQUE CAUSE DE MORT.

10. *Considération des âges des décédés phthisiques.* — Nous avons étudié jusqu'à présent :

1° La mortalité due à la phthisie $\left[\frac{\delta}{V}\right]$, selon les sexes et les localités;

2° Les degrés de fréquence des décès par phthisie comparés à toutes les autres causes de mort $\frac{\delta}{D}$, avec les mêmes distinctions de sexes et de localités;

3° Et avec insistance, la différence profonde qui sépare ces deux rapports.

Mais chaque maladie cause de décès à ses âges d'élection, et il n'importe pas moins à l'histoire naturelle de chaque maladie qu'aux vues d'application de la médecine et de l'hygiène, de déterminer ces âges. Cependant quelques documents nous ont manqué pour étudier sous ce point de vue la mortalité comparée à chaque âge dans nos diverses localités, et notamment le recensement belge de 1856, dont nous apprenons trop tard la publicité en un volume spécial. Nous ajournerons donc cette partie de notre travail. Mais l'étude de certains âges importe extrêmement à la justesse des conclusions statistiques, et nous sommes en mesure d'en montrer toute l'importance.

Interrogeons d'abord nos documents pour savoir comment se distribue la *mortalité* selon les âges. Ce sera l'objet du troisième tableau ; nous y joignons comme renseignement secondaire la *fréquence relative* des décès phthisiques aux mêmes âges.

TROISIÈME TABLEAU. — *Selon les âges* (1).

	MORTALITÉ $\frac{\delta}{V}$ Combien de phthisiques pour *dix mille* vivants à chaque groupe?				FRÉQUENCE RELATIVE DES DÉCÈS PHTHISIQUES $\frac{\delta}{D}$ Combien de phthisiques pour *mille* décès à chaque groupe?						
AGES.	Canton de Genève. — Deux sexes.	ANGLETERRE. Hom.	Fem.	Deux sexes.	Canton de Genève. — Deux sexes.	ANGLETERRE. Hom.	Fem.	Deux sexes.	BELGIQUE. Hom.	Fem.	Deux sexes.
0-1	4	....	....	....	3,5	17,4	19	18	39	42	»
1-3	10	....	....	....	39	34	34	34	56	68	»
3-5	....	....	....	....	....	30	35	33			»
0-5	....	17	17	17	»	»	»	»	»	»	»
3-10	8	....	....	....	77,7	51	59	55	»	»	»
5-10	....	7	8	7	....	71	82	76	101	152	»
10-15	....	9	15	12	....	166	263	215	»	»	»
10 20	19	....	....	....	312	....	....	....	294	442	»
20-30 Angl.15-25	36	33	40	37	429	403	468	437	422	472	
30-40 Angl.25-45	37	41	47	44	356	402	434	419	376	408	»
40-50 Angl.35-45	31	40	43	42	231	305	328	317	302	336	»
50-60 Angl.45-55	27	39	36	37	110	208	218	213	213	231	»
60-70 Angl.55-65	21	37	28	32	41	115	98	107	135	148	»
70-80 Angl.65-75	11	27	20	23	9	41	33	37	73	80	»
80-∞ Angl.75-85	0	11	9	10	....	8	6	7	54	56	»
0-∞	25	27	30	28	124	117	135	126	149	179	164

(1) On ne peut avec quelque précision comparer ces documents entre

11. *Ages d'élection, valeur différente des documents suivant les âges.* — Nous voyons par ce tableau que l'âge d'élection de la phthisie est de vingt à quarante ans. Nous nous réservons, quand nos documents seront plus complets, d'étudier au point de vue médical et hygiénique cette distribution et ses nuances suivant les sexes et les pays. Nous voulons aujourd'hui limiter notre examen à la question préalable de méthode et de critique, et montrer que la certitude de nos documents n'est pas la même à tous les âges. En effet, dans la première enfance et dans la vieillesse confirmée, la phthisie pulmonaire est souvent confondue avec la bronchite, qui, à ces âges extrêmes, est aussi une cause fréquente de mort. Ainsi nous croyons qu'il résulte de l'étude attentive que nous avons faite de nos documents :

1° Qu'en Angleterre les médecins rejettent volontiers, soit dans les bronchites, soit dans la commode division des décès par vieillesse, les phthisies des premiers et des derniers âges;

2° Qu'en Belgique et à Paris c'est sans doute le contraire qui arrive : un certain nombre de bronchites d'enfants et de vieillards vont indûment grossir le nombre des phthisiques (1). Mais l'on conçoit qu'aux âges de force et de fécondité de pareilles confusions ne sont guère possibles, la différence des maladies étant plus tranchée, et surtout les bronchites n'étant alors que très exceptionnellement cause de mort. Ainsi les chiffres des décès phthisiques aux âges de vingt à trente ans, de trente à quarante, sont bien plus certains que ceux

eux, parce que, au mépris des vœux des congrès internationaux de statistiques, chaque pays persévère à établir des périodes dissemblables à celles des autres nations.

(1) Ainsi, si on prend la *mortalité* de la première année de la vie, on trouve les valeurs suivantes pour 10 000 vivants de 0 à 1 an : Genève 4, Angleterre, 29; Paris, 50 à 60; Belgique, 250. Les derniers âges ne donnent pas des différences moins considérables. Il est évident que de tels écarts révèlent les erreurs de l'enquête à un âge où l'on comprend d'ailleurs qu'elles soient très faciles.

des autres périodes; et comme, d'une autre part, c'est aussi à ces âges que se manifeste le plus grand nombre des phthisies, que la mortalité due à cette maladie est à son maximum d'intensité, que ce sont les âges d'élection, nous croyons que dans les recherches sur la mortalité par la phthisie comparée dans différents milieux, ce sont principalement ces âges qu'il faut considérer; c'est alors que les statistiques des divers pays sont le mieux comparables, et il est très présumable que les pays qui offrent le plus de phthisiques de vingt à trente ans (1), sont aussi ceux qui en offriraient le plus aux autres âges, si les erreurs de l'enquête ne dissimulaient pas cette similitude.

12. *Mortalité phthisique aux âges d'élection.* — Interrogeons donc nos documents avec tous les détails de sexe et d'âge dont ils sont susceptibles vers l'âge d'élection. (*V.* le tabl. ci-contre.)

Il résulte de ces chiffres et de ceux du troisième tableau un accord désespérant entre les relevés statistiques de tous les pays, pour nous convaincre de l'effroyable ravage que la phthisie exerce sur les populations aux périodes les plus précieuses de la vie, aux âges de force, de fécondité et de production. En effet, à Londres, à Paris, en Angleterre, en Belgique, la *mortalité oscille* entre 40 et 50, et le troisième tableau nous montre cette mortalité se soutenant jusqu'à 40 et 50 ans. Il résulte de là que dès les vingt à vingt-cinq premières années de la vie adulte (de 15 à 40 ans pour les femmes, de 20 à 45 ans pour les hommes), l'affreuse maladie a déjà, à elle seule, enlevé au moins le dixième de ces populations, tant est pesant le tribut sanglant dont elle accable le monde, tant elle lui arrache sans relâche un si grand nombre

(1) Le recensement belge de 1856 nous manquant, nous sommes obligé pour le moment de nous en tenir à cet âge. Nous avons pu apprécier la population de 20 à 30 ans, en Belgique et dans ses provinces par le nombre des conscrits et la table de mortalité belge, que nous a envoyée M. Quetelet et qui est faite d'après les éléments nouveaux du recensement de 1856.

de ceux mêmes qui constituent l'espoir, la richesse et la force de la famille et de la patrie.

QUATRIÈME TABLEAU. — *Mortalité annuelle phthisique aux âges d'élection.*

LOCALITÉS.	$\frac{\delta n}{Vn}$ ou, sur *dix mille* habitants d'un âge déterminé, combien il en meurt phthisiques chaque année.			
	Hom.	Fem.	Deux sexes.	OBSERVATIONS.
Londres (1) . . . . 35 à 45 ans.	. . . .	. . . .	50	Mêmes périodes (Paris excepté), mêmes documents et mêmes notes que pour le premier tableau, p. 112.
Paris (2), 1851-53 15 à 20 ans.	38	45	(41)	
Paris (2), 1851-53 20 à 25 ans.	37	57	(46)	
Paris (2), 1851-53 25 à 30 ans.	32	44	(39)	
Angleterre . . . . 15 à 25 ans.	33	40	37	
Angleterre . . . . 25 à 35 ans.	41	47	44	
Flandre orientale. 20 à 30 ans.	. . . .	. . . .	42	
Belgique entière. — —	. . . .	. . . .	40	
Limbourg. . . . . — —	. . . .	. . . .	39	
Genève. . . . . . — —	. . . .	. . . .	36	
Namur (province). — —	. . . .	. . . .	31	
Luxembourg (belge) — —	. . . .	. . . .	23	

(1) La statistique anglaise ferait croire qu'à Londres la mortalité des femmes par phthisie serait beaucoup moindre que celle des hommes. Ainsi on trouve $\frac{\delta'}{V'}$ =0,0033' et $\frac{\delta''}{V''}$=0,0025'' ! Pour 15 à 25 ans on trouve 0,0029' et 0,0025''! De 25 à 35 ans 0,0044' et 0,0036'' ! etc. Ces rapports sont en tout contradictoires ; 1° avec ce qu'on remarque dans les grandes villes, où la femme est plus frappée par la phthisie que l'homme; 2° avec le propre de la mortalité phthisique anglaise, laquelle est presque toujours supérieure chez la femme (voyez le troisième tableau) ; peut-être cette anomalie tient-elle à ce que quelques hôpitaux phthisiques, notamment pour les femmes, sont situés en dehors de la ville de Londres. C'est un point sur lequel nous demandons des renseignements.

(2) Ce document sur Paris résulte seulement de trois années 1851-53 publiées par M. Trebuchet; les irrégularités considérables dans la succession des âges et des années successives me donnent peu de confiance dans ce document. On remarquera encore que la moyenne mortalité attribuée aux deux sexes réunis, et placée entre crochets, est théorique ; elle suppose qu'à cet âge la population des deux sexes est à peu près égale, ce qui n'est pas exact pour la ville de Paris; la population masculine surpasse beaucoup la féminine, d'où il résulte que la mortalité *de fait* est à Paris pour les deux sexes réunis moindre que celle que nous avons admise.

13. *Fréquence relative des décès entre eux aux âges d'élection de la phthisie.* — Achevons la série de cette affligeante enquête en demandant à nos documents de nous dire la fréquence relative des décès phthisiques.

Cinquième tableau. — *Fréquence des décès phthisiques de 20 à 30 ans, relativement à l'ensemble des décès aux mêmes âges.*

	$\frac{\delta_{20..30}}{D_{20..30}} \times 1000$, ou sur *mille* décès de 20 à 30 ans dans chaque groupe, combien de décès phthisiques?			
	Hom.	Fem.	Deux sexes.	OBSERVATIONS.
Bordeaux	.....	.....	475	Mêmes périodes (Paris excepté), mêmes documents, etc., que pour les tableaux précédents.
Belgique, villes	445	495	456	
Belgique, ensemble	422	472	448	
Belgique, campagne	426	461	440	
Genève	.....	.....	430	
Angleterre, 15 à 25 ans	402	468	437	
Angleterre, 25 à 35 ans	402	434	420	
Londres, 25 à 35 ans	.....	.....	373	
Paris (1850-52)	302	405	353	

Ce tableau nous montre que, de quinze à trente ans environ, la phthisie cause, à elle seule, depuis le tiers jusqu'à la moitié des décès qui ont lieu à cet âge. Il nous montre que dans les grandes villes cette cause de décès *paraît* diminuer; mais comme le tableau précédent nous prouve au contraire que la *mortalité* par phthisie augmente dans ces mêmes villes, il faut en conclure que ce ne sont point les décès phthisiques qui diminuent; ils augmentent au contraire, mais ils augmentent *moins vite* que les autres causes de mort, et, par rapport à celles-ci, ils *paraissent* diminuer. Encore un effet de la délicate interprétation qu'exige le rapport $\frac{\delta}{D}$, et de la nécessité d'y joindre toujours le rapport correctif $\frac{\delta}{V}$.

14. *Question de méthode : arriver à la plus grande certitude possible des conclusions statistiques.* — Cependant nous avons entrepris l'examen de nos documents aux âges d'élection,

notamment pour montrer les corrections qui en résultent dans les conclusions statistiques.

Supposons, en effet, que nous voulions ranger les diverses localités étudiées suivant l'ordre de leur salubrité, en ce qui concerne la phthisie pulmonaire. Quel est celui de nos tableaux qui donnera le plus fidèlement la succession cherchée? car on a pu déjà remarquer combien elle est différente en chacun d'eux. Mais on appréciera mieux leurs écarts en les rapprochant, et l'on comprendra combien il importe que la méthode et la science soient fixées sur la signification souvent confondue de chacun de ces rapports, et sur celui qui satisfait le plus sûrement au point de vue d'hygiène, qui nous importe au plus haut degré.

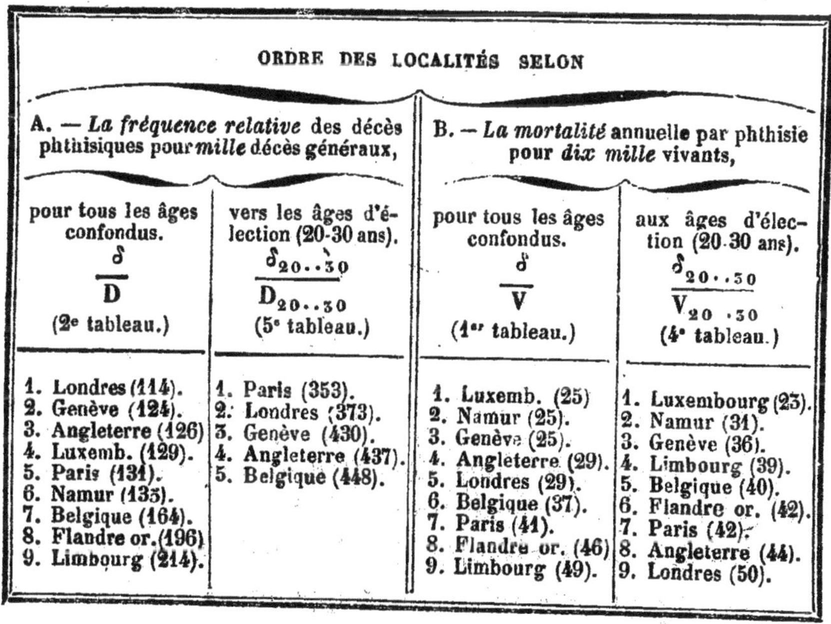

ORDRE DES LOCALITÉS SELON

A. — *La fréquence relative* des décès phthisiques pour *mille* décès généraux,		B. — *La mortalité* annuelle par phthisie pour *dix mille* vivants,	
pour tous les âges confondus. $\frac{\delta}{D}$ (2e tableau.)	vers les âges d'élection (20-30 ans). $\frac{\delta_{20..30}}{D_{20..30}}$ (5e tableau.)	pour tous les âges confondus. $\frac{\delta}{V}$ (1er tableau.)	aux âges d'élection (20-30 ans). $\frac{\delta_{20..30}}{V_{20..30}}$ (4e tableau.)
1. Londres (114).	1. Paris (353).	1. Luxemb. (25)	1. Luxembourg (25).
2. Genève (124).	2. Londres (373).	2. Namur (25).	2. Namur (31).
3. Angleterre (126)	3. Genève (430).	3. Genève (25).	3. Genève (36).
4. Luxemb. (129).	4. Angleterre (437).	4. Angleterre (29).	4. Limbourg (39).
5. Paris (131).	5. Belgique (448).	5. Londres (29).	5. Belgique (40).
6. Namur (135).		6. Belgique (37).	6. Flandre or. (42).
7. Belgique (164).		7. Paris (41).	7. Paris (42).
8. Flandre or. (196)		8. Flandre or. (46)	8. Angleterre (44).
9. Limbourg (214).		9. Limbourg (49).	9. Londres (50).

15. *Importance et certitude de la quatrième colonne.* — Or, nous avons démontré, d'une part, que le rapport des décès phthisiques à la population vivante est le seul qui résolve les questions afférentes à l'hygiène, et, d'autre part, que c'est aux âges de vingt à trente ans que les enquêtes statistiques sur les décès par phthisie offrent le plus de garantie d'exacti-

tude ; et comme d'ailleurs c'est aussi l'âge d'élection, celui qui fournit le plus grand nombre des poitrinaires, il en résulte qu'il prime tous les autres, au double aspect de la précision des documents et de l'importance des nombres. La dernière colonne, correspondant au quatrième tableau et au rapport $\frac{\delta_{20..30}}{V_{20..30}}$, est donc indubitablement celle qui nous donnera le rang le plus certain de chaque localité selon la mortalité croissante par la phthisie pulmonaire.

On remarquera combien chaque localité se conduit différemment. Tandis que le canton de Genève se tient constamment au second ou au troisième rang, il arrive aux villes de Londres, de Paris, et à l'Angleterre, d'occuper d'abord les premiers rangs, ceux qui semblent accuser le moins de phthisiques, puis à la quatrième colonne, c'est-à-dire à celle vraiment, sûrement indicative de la salubrité relative, ils descendent tous trois aux derniers rangs et apparaissent ce qu'ils sont certainement, des localités ravagées par la phthisie pulmonaire.

16. *Conclusions pour les enquêtes et les travaux statistiques sur la phthisie.* — Il résulte de nos démonstrations et de la supériorité du rapport $\frac{\delta_{20..30}}{V_{20..30}}$ et $\frac{\delta_{30..40}}{V_{30..40}}$ sur tous les autres, que les enquêtes statistiques des causes de décès doivent s'efforcer de nous faire connaître :

1° Les âges et les sexes des décédés pour chaque maladie ;

2° Les populations auxquelles s'appliquent ces décédés, et leur distribution par sexes et par âges ; car sans tous ces éléments, il est impossible d'apprécier avec quelque exactitude la signification du nombre des décédés par chaque cause, impossible d'éliminer, d'apprécier ou même de s'apercevoir des incorrections de l'enquête.

17. *Conclusions en ce qui concerne l'étude des professions.* —

Il nous serait facile de montrer que ce que nous avons dit de la phthisie s'applique à toutes les autres maladies ; que l'étude des influences professionnelles, si intéressante pour la science et l'hygiène (étude qui ne peut guère être poursuivie que par la statistique), exige plus encore ces différentes données. En effet, on ne pourrait presque rien conclure du simple rapport $\frac{d}{D}$ des décès par affection spéciale (d) aux décès généraux de la même profession D, si l'on ne connaissait en même temps la force de la population professionnelle qui a fourni d et D, si l'on ne savait ses qualités de sexe et d'âge. En effet, le rapport $\frac{d}{D}$ peut s'accroître, soit parce que la profession étudiée augmente la mortalité spéciale d, soit parce qu'elle agit en sens inverse sur la mortalité générale qui constitue D, c'est-à-dire que, sans influence marquée sur la cause de mort d, la profession diminue notablement quelques-unes des autres causes léthifères ou toutes les autres, et par suite affaiblit D, ce qui augmente nécessairement le rapport $\frac{d}{D}$. D'où il résulterait que l'effet d'une influence favorable de la profession serait traduit contre elle par une accusation d'homicide !

Même en connaissant le rapport $\frac{d}{V}$, si les qualités d'âge, de sexe et d'aisance de la profession étaient ignorées, on attribuerait au rapport $\frac{d}{V}$ une signification professionnelle qu'il n'a pas. C'est ainsi que l'on trouve à Paris que les concierges succombent beaucoup moins à la phthisie pulmonaire que la plupart des autres professions ; mais qui ne voit que ce résultat tient seulement à ce que la plupart des concierges sont déjà âgés et ne sont plus à l'âge d'élection (20... 40 ans), et non à la salubrité des loges de portiers ?

V. — Examen critique de quelques travaux statistiques entrepris sur la phthisie.

18. *Utilité et importance de cette critique.* — Nous allons maintenant montrer rapidement les erreurs dans lesquelles des auteurs estimables se sont laissé entraîner par l'oubli des principes sur lesquels nous avons insisté. Il me suffira pour faire comprendre combien cette partie de mon travail importe au sujet, de rappeler que l'Académie de médecine a couronné, en 1855, un mémoire de M. J. Rochard, dans lequel ce médecin s'efforce de montrer que les émanations et l'atmosphère marine sont plutôt défavorables que favorables à la guérison de la phthisie pulmonaire (1). Or, les conclusions de ce travail reposent tout entières sur un chiffre *absolument erroné et sans aucune valeur*, donné par Benoiston comme représentatif de la mortalité des armées de terre par la phthisie. Quand on rectifie cette faute d'arithmétique de Benoiston, les conclusions de M. J. Rochard s'écroulent en même temps. On voit donc combien il importe de ne pas laisser passer sans vérification les assertions des hommes les plus recommandables, surtout lorsque, comme M. J. Rochard, on prend ces assertions comme point de départ, comme fondement d'un travail. Si M. J. Rochard s'était plus sérieusement enquis de l'origine et de la valeur intrinsèque du chiffre de Benoiston, il n'aurait pas bâti sur le sable et eût employé utilement ses laborieuses enquêtes. En rectifiant Benoiston et les conclusions de M. J. Rochard, nous espérons mettre les travailleurs à l'abri d'accidents aussi fâcheux. Mais avant d'aborder ce travail, citons quelques autres œuvres moins notoires, mais non moins dignes de notre intérêt et de notre critique.

(1) *De l'influence de la navigation et des pays chauds sur la marche de la phthisie pulmonaire* (*Mémoires de l'Académie de médecine*, 1856, t. XX, p. 75).

19. *Phthisie chez les pauvres et chez les riches; le docteur Marmisse.* — M. le docteur Marmisse vient de publier un livre intéressant sur la statistique mortuaire de la ville de Bordeaux. J'ai analysé dernièrement ce livre dans l'*Union médicale*, j'ai signalé son mérite et ses faiblesses, mais je dois avouer que l'erreur suivante m'a échappé, tant il est facile de se laisser entraîner par les apparences trompeuses qu'offrent certaines illusions statistiques.

M. le docteur Marmisse examine les rapports des décès phthisiques aux décès généraux, et faisant cet examen comparativement, et pour les décès qui appartiennent à la société riche ou très aisée de Bordeaux, et pour les décès fournis par la population des hospices et des bureaux de bienfaisance, il trouve que la mortalité par phthisie est à peu près identique de part et d'autre. « Sur 100 décès indigents, dit l'auteur, la » part de la phthisie pulmonaire est de 11 environ; sur 100 » riches, elle est de 9. On doit s'étonner, continue notre con» frère, du peu de différence dans la part qui revient à l'indi» gence et à l'aisance. Ce résultat prouve que le fléau semble » méconnaître les bonnes conditions hygiéniques que doit » procurer la fortune. »

On le voit, de l'*identité* de fréquence d'une cause de mort comparée à toutes les autres, l'auteur conclut à l'identité de danger. On va voir combien il est loin de la vérité.

Nous savons, d'après les recherches de Villermé, de Benoiston, etc., du docteur Marmisse lui-même, que dans les grandes villes la mortalité des misérables est beaucoup plus considérable que celle des classes riches et aisées. En nombre rond, on peut admettre que l'une est généralement le double de l'autre. Nous admettrons ce rapport simple et plus probable (mais tout autre s'appliquera de même à notre démonstration).

Or, 100 décès annuels généraux de la classe aisée, dont 9 phthisiques, résultent environ (en prenant pour base la mortalité connue des classes riches à Paris, etc.) d'une population de 6600 personnes, tandis que 100 décès annuels pauvres, dont 11 phthisiques, seront le fait d'une population de 3300 pauvres. Il résultera de ces nouveaux rapports que, sur 10 000 habitants dans la classe riche et aisée, il y aura annuellement 13,6 phthisiques, et que sur un même nombre de misérables il y en aura 33.

Ainsi nous voilà bien loin des conclusions de l'auteur, qui pensait que les bonnes conditions d'hygiène que procure la fortune étaient presque sans influence sur le développement de la phthisie.

20. *Mortalité des jeunes adultes aux* XVIIIe *et* XIXe *siècles ; M. H. Carnot.* — L'obligation de rapporter les décès partiels à la population (P) qui les a fournis, et non aux décès généraux (D), est beaucoup plus générale que ne pourraient le laisser supposer les études et les exemples qui précèdent ; elle s'étend à tous les cas où l'on veut mesurer la condition d'hygiène, de salubrité, de mortalité d'un milieu. Il est malheureusement très fréquent de voir des auteurs qui, voulant étudier les conditions d'hygiène d'une profession, d'un groupe d'âges, d'une localité, d'une race, et en général d'un milieu partiel quelconque, se flattent d'obtenir la mortalité de ce milieu spécial en en comparant les décès (d) aux décès généraux (D) du grand ensemble.

C'est ainsi, par exemple, que si on prend le rapport des décès de 20 à 30 ans ($d_{20..30}$) aux décès de tous les âges (D), pour le siècle passé (mortuaire de Moheau), et le même rapport pour notre temps (mortuaire de M. Heuschling), on trouve qu'au siècle passé, sur 1000 D généraux, il y en avait 61 à l'âge de 20 à 30 ans, et aujourd'hui il y en a 75. De l'inspection de ces rapports, il est arrivé à un homme auquel les mathématiques sont familières (M. H. Carnot), de conclure que les jeunes adultes succombent davantage en notre temps, que leur mortalité est plus forte !

Pour faire évanouir ce mauvais rêve, il suffit d'un peu de

sévérité arithmétique, il faut se pénétrer de cette vérité que le rapport $\frac{d_{20..30}}{D}$ ne mesure ni ne préjuge en aucune façon le danger de mourir de 20 à 30 ans, mais indique seulement la fréquence des décès de cet âge *relative* aux décès généraux. Or, cette augmentation de fréquence *relative* peut avoir deux causes différentes, indépendantes l'une de l'autre : 1° ou les décès de 20 à 30 ans ont augmenté, et, les décès des autres âges étant restés les mêmes, la fréquence relative de ces décès de 20 à 30 ans s'est accrue en même temps ; 2° ou, au contraire, les décès de 20 à 30 ans étant restés invariables, les décès des autres âges ont diminué, de sorte que le nombre des décès de 20 à 30 ans, bien qu'immuable, a paru plus grand, puisqu'on le compare à un nombre devenu moindre. Il n'échappe pas que c'est ce dernier cas qui s'est réalisé entre le siècle passé et le nôtre : la mortalité de l'enfance s'est extrêmement atténuée ; les décès généraux sont donc devenus moindres.

Il suffit d'ailleurs, pour achever de chasser cette erreur, de revenir au vrai rapport qui mesure la mortalité, et l'on trouve que pour le siècle passé les 61 décès de 20 à 30 ans répondaient au plus à une population de 4600 jeunes adultes de 20 à 30 ans, tandis que les 75 décès de notre temps résultent de 6800 jeunes adultes, rapport qui, ramené de part et d'autre à une population de 1000 âmes de 20 à 30 ans, donne 13 décès annuels pour le siècle passé et 11 pour le nôtre. Ainsi a été démasqué le plus spécieux argument de ceux qui prétendaient que la mortalité des jeunes adultes est beaucoup plus considérable de nos jours qu'au siècle passé, et qui en accusaient la vaccine (1).

(1) Voyez nos CONCLUSIONS STATISTIQUES, précédées d'un essai sur la *méthode statistique*, appliquée à l'étude de l'homme, Paris, 1856.

21. *Mortalité de l'armée de terre par la phthisie pulmonaire; Benoiston de Châteauneuf.* — Il faut remarquer d'abord qu'il est à peu près impossible d'apprécier la mortalité réelle de l'armée par la phthisie, car cette maladie est le plus souvent chronique, et dès qu'un militaire en paraît atteint, il est réformé, ou, pour ne pas le contrister, on lui délivre un congé dit de convalescence, qui ne trompe personne que le pauvre diable et quelques statisticiens. Ceux qui succombent à l'armée sont donc surtout ceux qui sont pris de phthisie rapide, ou dans le cours d'une autre maladie aiguë qui les a déjà conduits à l'hôpital. Il n'est même pas bien sûr de comparer entre elles les diverses garnisons, car l'inspection, sous ce rapport, n'y est pas uniforme comme sévérité et comme fréquence; ainsi les épurations de phthisiques se font tous les mois dans la garnison de Paris, et tous les trois mois dans les provinces (docteur Boudin, communication verbale). Malgré ces difficultés, qu'il paraît avoir ignorées, Benoiston de Châteauneuf hasarda de donner un chiffre représentatif de cette mortalité de l'armée par la phthisie (1).

Il faut que l'esprit de précision et d'exactitude ait fait bien des progrès depuis trente ans, car on a peine à comprendre aujourd'hui comment ce savant a pu faire l'énorme méprise que nous croyons signaler le premier.

Benoiston avait relevé les décès de l'armée de 1820 à 1826. Pendant cette période, il compte 17 486 décès. Sur ce nombre, 6000 seulement portent une désignation précise de la cause de mort. C'est qu'à cette époque la plupart des services omettaient de mettre sur le bulletin le nom précis de la maladie; on écrivait *fièvre.* Tous ceux qui ont fréquenté les hôpitaux civils ou militaires savent que cette dénomination répondait à tout, à la phthisie comme aux autres maladies. Si un petit nombre de bulletins paraissait porter une désignation plus précise, cela venait sans doute de quelques rares

(1) *Ann. d'hygiène*, 1833, 1re série, t. X.

chefs de services qui l'exigeaient ainsi pour leur salle, ou de quelques rares élèves plus délicats et auxquels répugnait la négligence. Mais les deux tiers des bulletins portent *fièvre*, parce que dans la plupart des services il était passé en usage de remplir, pour satisfaire l'administration, par ce mot insignifiant le vide de la pancarte.

C'est qu'en effet la plupart des hommes sont négligents, et que toutes les fois qu'un travail n'a pas de sanction, on l'élude. Cette remarque n'est pas déplacée à propos de l'enquête statistique, car l'administration a omis le plus souvent d'établir le contrôle en face de cette enquête; de là la faiblesse native des documents.

Quoi qu'il en soit, Benoiston en dépouillant les 6000 bulletins spécifiant la cause de décès, y a constaté 1261 phthisiques, auxquels il faut joindre 22 phthisies laryngées, une grande partie sans doute des 16 hémoptysies et 13 vomiques, soit environ 1300 δ. C'est donc 1300 décès poitrinaires sur 6000 décès spécifiés, soit 217 décès phthisiques sur 1000 décès généraux (1). Mais ce n'est apparemment pas ainsi que raisonne Benoiston, car il rapporte ces 1261 phthisiques au total général des décès spécifiés et non spécifiés! Il suppose que les négligents qui, les yeux fermés, ont rempli les deux tiers des pancartes par le mot *fièvre* pour diagnostic, se sont toutefois donné la peine de se remémorier la cause précise du décès en faveur des phthisiques, et que, en conséquence, les 1261 poitrinaires, issus du tiers des décédés, représentent effectivement tous les tuberculeux de l'ensemble général des 17 486 décès, car c'est à eux qu'il les rapporte. Au lieu de 217 décès phthisiques, il en compte donc seulement 72 sur 1000 décès généraux! On va voir que ce rapport est aussi invraisemblable par son résultat définitif que par la singulière méprise qui lui a donné naissance. En effet, les

(1) En tenant compte du nombre considérable et anormal des morts violentes de ce dépouillement de 6000 décès, et qui s'élèvent à 1096, on poserait avec plus de vraisemblance 250 δ pour 1000 D.

quelques médecins de l'armée C. Broussais (1), le docteur Boudin (2), le docteur Laveran (3), le docteur Godelier (4) qui ont étudié cette question, ont tous rejeté le rapport de Benoiston comme invraisemblable, sans s'apercevoir ou sans parler toutefois de ce qui avait trompé le célèbre statisticien (5).

Ainsi le docteur Laveran, dans ses études sur la mortalité militaire de 1832-59, trouve 245 phthisiques sur 1000 décès généraux et 40 à 50 décès phthisiques annuels sur 10 000 soldats. M. Godelier évalue les pertes par phthisie à environ le tiers des décès généraux, et à 60 décès annuels sur 10 000 soldats. D'autre part, je trouve dans les publications de M. Trebuchet (6), pour la garnison de Paris en 1852-53, 150 décès phthisiques sur 1000 décès généraux et 53 annuels sur 10 000 hommes de garnison. Dans toutes ces enquêtes, pourtant, on ne tient aucun compte du nombre, sans doute considérable et tout à fait indéterminé, des miliciens phthisiques qui reçoivent des congés définitifs ou provisoires et qui vont mourir dans leur famille.

Il résulte de tout cela, d'abord que la mortalité de l'armée par la phthisie ne peut fournir qu'un chiffre tout à fait *arti-*

(1) Michel Lévy, *Traité d'hygiène*, 4e édition, Paris, 1862, t. II, circumfusa, climats, temp.

(2) *Traité de géographie médicale*, t. II, p. 647 et suiv.

(3) *Ann. d'hyg.*, 2e série, t. XIII, p. 241.

(4) *Mémoires de médecine militaire*, t. LIX.

(5) Il est vrai que M. J. Rochard cite M. Journé comme ayant à peu près confirmé le rapport de Benoiston ; le docteur Journé a compté au Val-de-Grâce pendant deux ou trois ans 7509 admissions dont 329 décès, sur lesquels 27 par phthisie. Mais M. J. Rochard lui-même rejette le rapport qui en résulte, comme reposant sur une base trop étroite, sur de trop petits nombres ; d'un autre côté, ce rapport est en contradiction formelle avec celui que C. Broussais trouve *au même* Val-de-Grâce après une enquête de *douze ans* (C. Broussais trouve 200 δ sur 1000 D). On doit donc penser que la proportion trouvée par M. Journé résulte du hasard d'une petite série, peut-être de quelque accroissement de sévérité dans les épurations mensuelles, etc.

(6) *Ann. d'hyg.*, 2e série, t. VII et IX.

ficiel, résultat de la mortalité réelle, atténuée dans une mesure indéterminée et variable par les réformes et les congés. Cependant, en s'en rapportant à l'ensemble des documents que nous venons de citer, et en interprétant sainement ceux de Benoiston, on arrive à conclure qu'il y a ordinairement dans l'armée de terre 200 à 250 décès sur 1000 décès généraux, et 40 à 50, à 60 décès phthisiques annuels sur 10 000 effectifs, et cela sans tenir compte des réformes et des congés. En comparant ces rapports, et surtout celui qui importe à l'hygiène $\left[\frac{\delta}{V}\right]$, à notre quatrième tableau, on verra combien la mortalité de notre armée de terre par la phthisie doit être considérable, et combien s'abusait Benoiston, qui, faisant cette mortalité de 16 à 17 (au lieu de 50) pour 10 000 hommes, trouvait déjà ce chiffre considérable pour des hommes de choix, incessamment épurés par des réformes successives.

22. *Examen du mémoire de M. J. Rochard ; ses erreurs.* — M. J. Rochard se proposait de rechercher, au point de vue de la phthisie pulmonaire, quelle était l'influence d'une atmosphère incessamment pénétrée des effluves marines, sur les hommes qui y sont habituellement plongés. Il tire ses preuves de trois genres d'enquêtes, et il trouve que toutes trois condamnent l'atmosphère marine comme susceptible de développer, d'augmenter la mortalité phthisique.

De notre côté, nous allons montrer :

A. Que l'insuffisance de ces enquêtes et l'absence de la méthode statistique dont elles sont entachées, ne permettent presque aucune conclusion solide.

B. Que cependant, si, malgré ses imperfections, on hasarde des conclusions, les trois catégories d'enquêtes tendent au contraire à prouver *au moins* l'innocuité de l'air marin.

1° La première enquête concerne la ville de Brest pour l'unique année 1853 (1). L'auteur trouve 166 décès phthisiques sur 1000 D. généraux, et 39 décès annuels sur 10 000 habitants. Or, en se reportant à notre premier et à notre second tableau, on trouve que ces rapports indiquent que la ville de Brest est moins frappée par la phthisie, non-seulement que Paris, mais que plusieurs provinces belges, et que son rang, sous le double rapport $\frac{\delta}{D}$ et $\frac{\delta}{V}$, est tout voisin de celui du royaume belge lui-même. Une ville ne saurait être bien mal partagée, et surtout une ville de garnison, quand sa mortalité est celle d'un grand territoire.

2° La seconde enquête concerne les marins et les troupes marines sur le territoire français. L'auteur trouve que, dans les différents ports dont il a pu se procurer les documents, le rapport des décès phthisiques δ aux décès généraux D, soit $\frac{\delta}{D}$, oscille entre $\frac{190}{1000}$ et $\frac{230}{1000}$. Or, nous avons vu pour les troupes de terre ce même rapport osciller entre $\frac{150}{1000}$ et $\frac{250}{1000}$. Mais si l'on se rappelle le peu de valeur du rapport $\frac{\delta}{D}$, comme appréciation de la mortalité, on peut affirmer qu'il n'y a rien à conclure des rapprochements précédents. Nous n'oserions même pas dire qu'il paraît en résulter une assez grande similitude entre les troupes de terre et de mer, sous le rapport de la phthisie, quoique ce soit évidemment la seule apparence qui ressorte de ces rapprochements ; pour bien faire, il aurait fallu connaître le rapport $\frac{\delta}{V}$; mais l'auteur n'a pu se le procurer (2).

(1) Ce relevé d'une seule année d'une petite ville constitue d'ailleurs un document extrêmement imparfait. Les décès phthisiques ont de fortes oscillations annuelles. Ainsi dans le royaume belge *entier*, je trouve sur 1000 D, 178 δ en 1856, 152 δ en 1859. Dans la province d'Anvers, en 1857, on en trouve 194, et en 1858, 144.

(2) Il ne sera peut-être pas inutile, pour ceux qui auraient lu trop rapidement les premières parties de ce mémoire, de montrer encore par

3° En ce qui concerne les colonies de la Martinique et de la Guadeloupe, et quelques autres, comme l'auteur se proposait d'étudier particulièrement l'influence marine et non celle des tropiques, nous aurions pensé qu'il ne devait pas quitter notre territoire. Quoi qu'il en soit, et en acceptant sa manière de faire, la Guadeloupe et la Martinique prouvent contre lui ; car il résulte de ses chiffres (qu'il emprunte à M. Godineau) qu'aux deux localités ci-dessus nommées, et en l'espace de vingt-quatre ans, nos troupes n'ont perdu annuellement que 36 hommes sur 10 000 effectifs, ce qui constitue une mortalité notablement inférieure aux valeurs trouvées pour notre armée (1).

un exemple tiré justement des éléments de populations mis en cause ici, l'armée, combien il faut se garder de conclure du rapport $\frac{\delta}{D}$ (indiquant seulement la *fréquence relative* des décès phthisiques par rapport aux décès généraux) à la *mortalité* annuelle par phthisie, qui est donnée *exclusivement* par le rapport $\frac{\delta}{V}$.

En effet, nous avons dit qu'il ressortait des documents donnés par M. Trebuchet pour la garnison de Paris (1852 et 53) 150 δ sur 1000 décès généraux, et 53 δ annuels sur 10 000 hommes de garnison. D'un autre côté, M. Laveran a trouvé 245 δ sur 1000 D et 40 à 50 δ annuels sur 10 000 effectifs ; en rapprochant ces rapports, nous avons :

Garnison de Paris selon
- Trebuchet, 1852-53 : $\frac{\delta}{D} = \frac{151}{1000}$ et $\frac{\delta}{V} = \frac{53}{10,000}$
- Laveran, 1832-59 : $\frac{\delta}{D} = \frac{245}{1000}$ et $\frac{\delta}{V} = \frac{40 \text{ à } 50}{10,000}$

Ainsi, dans ce cas spécial, à plus faible rapport de fréquence relative (151) correspond plus forte mortalité (53), et inversement M. Laveran trouve plus de fréquence relative (245), mais plus faible mortalité (40 à 50). C'est pourquoi on ne peut tirer aucune conclusion sur la *mortalité* phthisique de tous les documents de M. J. Rochard qui permettent le seul rapport $\frac{\delta}{D}$.

(1) Il est vrai que M. Rochard faisant, selon sa coutume, une petite enquête pour la *seule* année 1853, trouve dans ces mêmes colonies une mortalité de 65 δ pour 10 000 V, mortalité fort différente de celle qui résulte de l'enquête de vingt-quatre ans faite par M. Godineau. Voilà un exemple

Toutes ces conclusions, que nous tirons du mémoire couronné de M. J. Rochard, sont cependant bien contraires à celles de l'auteur, qui, partout, retrouve une funeste influence de l'atmosphère maritime. Mais la raison en est simple : M. J. Rochard a eu le malheur de mesurer tous ses résultats avec le rapport tout à fait fautif de Benoiston, « pris comme étalon ». Il faut même avouer qu'il a agi pour la fixation de son étalon avec une légèreté extraordinaire. En vain deux célèbres hygiénistes le préviennent de son erreur, c'est à peine s'il y accorde attention. « D'après les calculs de Benois- » ton, écrit-il, sur 17 209 décès survenus de 1820 à 1826, » 1260 ont été causés par la phthisie, ce qui donne la pro- » portion de 1 phthisique sur 13,6 décès (0,073), et non 1 » sur 5 (0,200), comme lui font dire C. Broussais et Michel » Lévy. » Si l'auteur se fût enquis, comme il le devait, pourquoi ces deux illustres confrères avaient conclu, des chiffres mêmes de Benoiston, 1 sur 5 plutôt que de copier Benoiston lui-même, qui, par le fait d'une erreur d'arithmétique, dit 1 sur 14, il eût compris que c'était parce que C. Broussais et Michel Lévy rapportaient avec raison les 1260 décès phthisiques aux 6000 décès, les seuls dont la cause eût été déterminée. Il eût vu que le rapport de 1 phthisique sur 5 décès ne résultait pas seulement des chiffres de Benoiston, mais aussi des recherches particulières de C. Broussais, faites au Val-de-Grâce pendant douze ans, ce qui infirme singulièrement la petite enquête de M. Journé à ce même hôpital. Il en eût peut-être conclu, au grand bénéfice de son mémoire et de la méthode statistique, que le rapport $\frac{\delta}{D}$ des décès spéciaux aux décès généraux n'a point la signification ni la valeur que plusieurs lui attribuent. Mais en tout cas, il se fût aperçu que le rapport de 1 phthisique sur 14 décès (0,072) de Benoiston,

qui doit montrer aux statisticiens et aux nosographes combien il importe, en leurs travaux, de ne jamais se contenter d'une *seule* année, car on peut toujours en trouver une qui prouve ce que l'on veut.

était tout à fait imaginaire, il n'eût pas adopté « comme étalon » une mesure qui est le tiers de la mesure probable, et il n'eût pas abouti à des conclusions qui sont l'inverse de celles que l'on peut tirer de son mémoire, si toutefois on en peut tirer quelque chose, tant les documents sont insuffisants, tant la méthode y fait défaut!

VI. — RÉSUMÉ ET CONCLUSIONS STATISTIQUES.

Nous séparons les conclusions de ce travail en deux parties : la première, A, concerne la phthisie pulmonaire, et la seconde, B, la méthode statistique.

A. En ce qui touche la phthisie pulmonaire étudiée dans notre climat, nous concluons :

1° Que c'est le fléau matériel le plus terrible de l'humanité, non-seulement parce que c'est la maladie qui cause le plus grand nombre des décès (1/5 à 1/8), mais surtout parce qu'elle choisit ses victimes aux âges (15 à 45 ans) où l'homme, évalué dans sa puissance multipliée par son avenir, possède le maximum de valeur et pour la famille et pour la patrie ; de sorte que, même en se plaçant au seul point de vue de l'intérêt social, c'est encore la cause de mort qu'il importe le plus de pénétrer et d'atténuer.

2° Que l'investigation statistique apparaît comme la plus capable de scruter cet important problème d'hygiène publique : car, tandis que les résultats de tous les efforts les plus grands de la médecine sont à peu près nuls en ce qui touche la curation de la phthisie, tandis que rien ne peut faire présumer que cette longue impuissance soit près de cesser, la statistique a révélé, dès ses premières investigations, que, même sans sortir de notre climat, même dans des localités très circonscrites, il y a des influences de *milieux* assez puissantes pour réduire jusqu'à moitié le nombre annuel des décès phthisiques! (Quel triomphe et quel bruit suivraient ici une thérapeuthique sauvant la moitié de ses sujets!)

3° Que cette terrible maladie, par sa facile détermination, surtout aux âges adultes, se prête parfaitement aux études statistiques; que, si elle est la plus importante à étudier, elle est aussi la plus facile, pourvu que les enquêtes nous fassent connaître les détails d'âges des décédés et des vivants correspondants;

4° D'où il résulte qu'il paraît d'un intérêt public et pressant que la France, se rendant aux vœux des corps savants, institue sérieusement, c'est-à-dire avec les ressources suffisantes, avec les précautions réclamées, avec les contrôles indispensables, et à l'exemple de ses voisins, l'enquête générale et annuelle des causes de décès.

B. En ce qui concerne la méthode statistique :

1° Toute investigation statistique, pour ne pas s'égarer dès les premiers pas, doit commencer par l'examen critique et approfondi de ses documents, afin d'apprécier le degré d'exactitude que leur origine, leur étendue et leur mode de formation leur assignent;

2° Ces documents, ainsi déterminés, doivent être mis en œuvre selon la méthode générale qui constitue la statistique (telle que former des périodes, des groupes assez considérables, etc., etc.), en modifiant seulement la méthode générale, dans chaque cas particulier, pour corriger ou pour atténuer les imperfections des documents, constatées et appréciées dans la critique préalable;

3° Nous ajouterons qu'il faut, en ce qui concerne la langue statistique, une grande sévérité dans les expressions; qu'il n'est point loisible de déterminer arbitrairement le sens des mots dont la langue française ou la langue mathématique a déjà fixé la valeur; que, par exemple, la *mortalité* ne peut s'entendre que du rapport des décès aux vivants $\left[\frac{\delta}{V}\right]$, et non s'appliquer au rapport des décès entre eux $\left[\frac{\delta}{D}\right]$, ainsi que l'ont fait certains auteurs, à la grande confusion des idées et au détriment des travaux statistiques (1);

4° En ce qui touche particulièrement la statistique médicale, dont un des objets est d'apprécier l'action, salutaire ou mortifère, des différents milieux; ces appréciations exigent absolument la relation des groupes de décédés étudiés aux populations vivantes qui les ont fournis annuellement (soit la détermination du rapport $\frac{d}{V}$);

5° Vu les imperfections ordinaires des enquêtes, il importe extrêmement que l'on connaisse au moins les divisions par sexe et par âges, afin de pouvoir apprécier les erreurs et s'en mettre à l'abri;

6° Rappelons, en terminant, le peu de valeur de la signification très restreinte du rapport $\frac{d}{D}$, que la plupart des auteurs ont le tort de donner comme mesure de la mortalité, tandis que ce rapport ne mesure vraiment que la fréquence des décès spéciaux (*d*) relativement aux décès généraux [D], sans rien impliquer par rapport aux vivants ni au temps, deux notions sans lesquelles ne peut naître l'idée de mortalité.

7° Enfin, et pour concentrer ce résumé et ces conclusions : l'examen préalable des matériaux, puis le respect de la langue et celui de la méthode, ne sont pas seulement les bases de toute bonne statistique, ce sont les conditions générales de toutes les œuvres humaines.

(1) Nous avons montré (*Union médicale*, 2e série, 1859, t. II, n° 59 et 63) que c'est le principal reproche que l'on peut adresser à un de ceux qui ont le plus contribué à fonder la statistique médicale, le docteur Marc d'Espine. Ce laborieux et judicieux statisticien, que la science regrette, avait reconnu la justesse de la plupart de nos observations sur ce point, et il s'apprêtait à y faire droit dans une seconde édition de sa *Statistique mortuaire*, mais sa mort prématurée ne lui en a pas laissé le temps!

TRAVAUX DU MÊME AUTEUR.

I. — Ouvrages.

1. **Quelques éléments de l'hygiène** dans leurs rapports avec la durée de la vie. Thèse pour le doctorat. Paris, 1852, in-folio.
2. **Conclusions statistiques** contre les détracteurs de la vaccine, précédées d'un **essai** *sur la méthode statistique* appliquée à l'étude de l'homme. Paris, 1857, un vol. grand in-12.

II. — Publications dans l'Union médicale.

3. Symptômes d'une lésion organique du cœur. Autopsie.... 1854, p. 35.
4. Conclusions statistiques contre des détrateurs de la vaccine, 1855, p. 405 ; p. 433.
5. Congrès international de statistique de Paris, 1855, p. 555 et p. 568.
6. La vaccine et ses accusateurs, 1855, p. 585.
4. Luxation métacarpo-phalangienne de l'index, 1855, p. 607.
8. La vaccine et ses accusateurs, 1856, p. 5 ; p. 13 ; p. 35 ; p. 53.
9. Influence hygiénique et morale de l'instruction, 1856, p. 245.
10. **Considérations** sur la lettre du ministre de l'agriculture..... touchant *la statistique des causes de décès*, 1856, p. 531 ; p. 534 ; p. 539.
11. *Conclusions statistiques contre les détracteurs de la vaccine*, mémoire lu à l'Académie de médecine, 1857, p. 65.
12. *Statistique des causes de décès*, 1857, p. 75 ; p. 88 ; p. 523.
13. *Fin de non-recevoir* contre les relevés des *causes de décès*, 1857, p. 535 ; p. 572.

14. *Mortalités des nouveau-nés* dans la première année de la vie selon les sexes et selon les lieux, mémoire lu à l'Académie de de médecine, *Union médicale*, 1858, p. 65.

15. *Philosophie médicale* à propos de la fièvre puerpérale et des *maladies cutanées et parasitaires*, 1858, p. 326 ; p. 538 ; p. 351.

16. Statistique mortuaire comparée du canton de Genève, etc. (ouvrage de Marc d'Espine), analyse et critique, 1859, p. 332 et p. 395.

17. *Champignons comestibles et vénéneux* ; ils ne peuvent être distingués par des caractères généraux, 1861, t. IX. p. 520 ; p. 570. Discussion contre M. Poggiale, t. IX, p. 599 ; t. X, p. 24, p. 43, p. 60.

18. Travaux exécutés dans l'air comprimé ; effet de ce milieu sur les ouvriers, 1861, t. X, p. 346.

19. Statistique mortuaire de la ville de Bordeaux (ouvrage du docteur Marmisse), analyse et critique, 1861, t. XII, p. 603.

20. **Villégiature sur les rivages de la mer.**

Influence sur la cachexie urbaine, 1862, t. XIV, p. 18.
Dangers que courent les baigneurs en mer, p. 65.
Réglementation illégale des rivages, p. 113.
Desiderata et conclusions, p. 000.

III. — Publications dans le Moniteur des hopitaux.

21. **Philosophie médicale** à propos du *spiritualisme* du docteur Pidoux, 1857, p. 705 ; p. 721 ; p. 754 ; p. 778 ; p. 794 ; p. 818 ; p. 826.

22. Philosophie médicale. *Du Fétichisme* à propos de la dermatologie, 1858, p. 100.

IV. — Publications dans la Gazette hebdomadaire de médecine et de chirurgie.

23. **Compte rendu** de toute la partie médicale du **Congrès international de statistique** de Paris, 1855, p. 698 ; p. 713 ; p. 761 ; p. 777 ; p. 849 ; 1856, p. 17.

24. Nouvelles *conclusions statistiques* contre les détracteurs de la vaccine ; discussion contre MM. Carnot et Ancelon, 1858, p. 582 ; p. 613 ; p. 676 ; p. 690 ; p. 724.

V. — DIVERS.

25. *Etats des études botaniques* et notamment *cryptogamiques* en France ; *desiderata*. **Messager** de Paris, 21 sept. et 10 octob. 1858.

26. *Philosophie chimique*, **Messager** de Paris, 2 et 13 janv. 1859.

27. *Briquets et allumettes*, les diverses espèces d'allumettes chimiques au point de vue de l'économie et de l'hygiène domestiques. **Messager** de Paris, 1858.

28. *Préceptes d'hygiène populaire*. **Almanach populaire**, 1850.

29. Hygiène et morale : Mortalité des nouveau-nés. Feuilleton de l'**Opinion nationale**, 1859, 2 décembre.

30. **Journal de la Société de statistique**, *passim*.

31. Documents relatifs à l'*anthropologie* de l'Afrique australe (extrait et critique de l'ouvrage du docteur Liwingstone). **Bulletin de la Société d'anthropologie**, 1860, t. I, p. 221.

32. **Bulletin de la Société d'anthropologie** ; *passim*.

33. *Les champignons vénéneux*. **La science**, 1855, p. 1182.

VI. — Publications dans la PRESSE SCIENTIFIQUE DES DEUX-MONDES.

34. Philosophie et physique. Les *couleurs sériées et déterminées*, par Chevreul, 1860, t. I, p. 49.

35. Biologie ; anatomie, physiologie, mésologie, 1860, t. I, p. 119.

36. Études sur les animaux ressuscitants, 1860, t. I, p. 211.

37. Hygiène publique ; *Champignons vénéneux* ; nécessité d'instituer en France un enseignement de la mycologie, 1860, t. I, p. 438.

38. Recherches sur l'hybridité (ouvrage de M. Broca), 1860, t. II, p. 209.

39. *Progrès des sciences morales.* Origine, théorie et avenir de la mutualité, 1860, t. II, p. 393, et 1861, t. I, p. 209 (le *paupérisme et les associations de prévoyances* de M. Émile Laurent), analyse et critique.

40. Les races humaines et leur part dans la civilisation (par le docteur Clavel), compte rendu et critique, 1861, t. II, p. 373, et Gazette hebdomadaire de médecine, p. 415

41. *Empoisonnement par les champignons*; fâcheuse instruction du conseil de santé, etc., 1861, t. I, p. 363.

42. Discussion contre M. Poggiale, t. II, p. 104, Gazette hebdomadaire, p. 249. (Voy. surtout l'*Union médicole, l. c.*)

43. *Les champignons vénéneux:* le *vinaigre* constitue-t-il un moyen pratique et acceptable de préservation, etc.? 1861, t. II, p. 501; t. III, p. 72.

44. La Genèse selon la science; la vie (par M. de Jouvencel), Compte rendu et critique, 1862, t. I, p. 270.

45. Charlatanisme et science en médecine, 1862, t. I, p. 360.

VII. — Annales d'hygiène.

46. **Études statistiques de géographie pathologiques.** *Recherches et conclusions* statistiques sur la *mortalité comparée par la phthisie* pulmonaire, selon les âges, les sexes, les lieux, etc., 1862, t. XIX, p. 102-140.

Paris. — Imprimerie de L. Martinet, rue Mignon, 2.

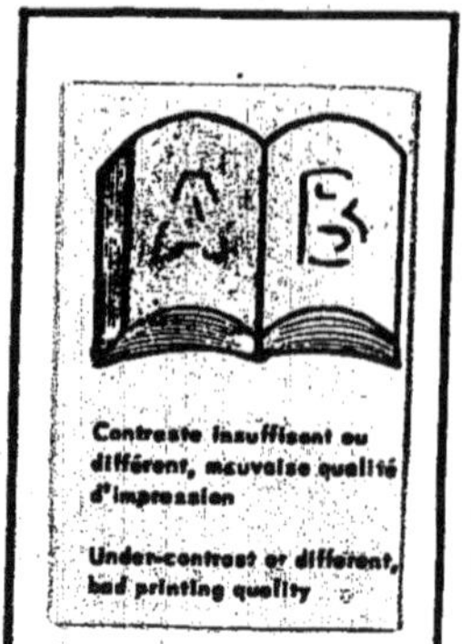
Contraste insuffisant ou différent, mauvaise qualité d'impression
Under-contrast or different, bad printing quality

www.ingramcontent.com/pod-product-compliance
Ingram Content Group UK Ltd.
Pitfield, Milton Keynes, MK11 3LW, UK
UKHW020958220726
13924UKWH00002B/774